Cómo vencer la adicción a la COMIDA

LIBÉRATE DE LAS ANSIAS PARA COMER Y
APREDENDE A VIVIR FELIZ Y
SALUDABLEMENTE

MARÍA JOSÉ HUMMEL
SPH Publishing

Salinas, CA

Información de órdenes:

Ventas al por mayor. Descuentos especiales están disponibles en compras por cantidades mayores. Para más detalles escriba a:

compras@saludparahoy.com

Cómo superar la adicción a la comida/ María José Hummel. —1era edición.

Editado por Sara Alfaro Zeidán

ISBN 978-0-9786689-8-3

Contenidos

Lo que haces hoy puede mejorar todos tus mañanas.

—RALPH MARSTON

INTRODUCCIÓN

Como nutricionista y educadora de salud, siempre me ha interesado mucho ayudar a las personas a mejorar su dieta y superar su diabetes, alto colesterol, hipertensión o a reducir su peso. Sin embargo, con los años me he dado cuenta que cambiar nuestra manera de comer es una de las metas más difíciles de lograr. De hecho para mi en lo personal esta ha sido una de las luchas más difíciles también. La mayoría de nosotros nos hemos dado cuenta últimamente que cambiar nuestra dieta y estilo de vida puede ser un proceso bastante complicado y lleno de obstáculos. Mejorar nuestra alimentación, en la mayoría de los casos, implica dejar de ingerir alimentos o bebidas que estamos acostumbrados a consumir pero que tal vez hemos escuchado o aprendido que son dañinos para nuestra salud.

Lamentablemente, los investigadores en el campo de la sicología han descubierto que aunque una persona tenga toda la información necesaria para mejorar su salud, eso no significa que realmente pueda llegar a cambiar su comportamiento. De hecho, la mayoría de las personas hoy en día saben que deben consumir más frutas y verduras, tomar más agua, dormir más horas, evitar el azúcar, hacer más ejercicio, etc., pero aunque la mayoría de nosotros sabemos que lo tenemos que hacer para tener más salud y vivir mejor, muy pocos lo hacemos... ¿Por qué?

La escritora Margaret Mead una vez hizo una observación con respecto a esta situación y dijo lo siguiente: *"es más fácil cambiarle la religión a una persona, que cambiarle su dieta"*. En otras palabras, lo que Mead quiso decir, y lo que los investigadores han observado en estos últimas décadas, es que tenemos razones muy poderosas para comer los alimentos que forman parte de nuestra dieta diaria, y estas razones incluyen mucho más que hambre física; entre ellas está la adicción, y las razones emocionales.

Las razones más comunes que he observado que llevan a las personas a comer:

  - *Sobrevivencia*

  - *Placer*

  - *Razones culturales*

  - *Razones emocionales*

  - *Adicción*

Afortunadamente, en nuestra sociedad moderna se puede decir que rara vez comemos por simple sobrevivencia. Aunque todavía hay personas en el mundo que padecen falta de alimentos y sufren de hambre, la gran mayoría tenemos más bien un exceso de alimentos a nuestra disposición (de hecho a toda hora y en todo lugar), al punto que muy pocos realmente sabemos lo que es pasar verdadera "hambre". Con esto no me refiero a cuando nos "suenen las tripas", sino que estoy hablando del hambre que es provocada por haberse saltado varias comidas o estar crónicamente desnutrido. En otras palabras, hoy en día gozamos de una variedad y cantidad de alimentos que nuestros antepasados simplemente no tuvieron la fortuna de tener a su alcance.

Pero aparte de la simple sobrevivencia, las otras razones mencionadas, como comer por placer, cultura o razones emocionales, predominan en nuestra sociedad. De hecho, estas razones a veces se convierten en verdaderas barreras para una buena salud si los alimentos que estamos consumiendo de manera regular son peligrosos para nosotros. Entre todas estas razones, la adicción a la comida es la que ha sido menos reconocida hasta ahora. Afortunadamente, esta situación está cambiando rápidamente. Muchos expertos concuerdan hoy en día que la adicción a los alimentos juega un papel importante en el desarrollo del sobrepeso y la obesidad, las enfermedades crónicas y los trastornos alimenticios como la bulimia nerviosa y el trastorno por atracón.

La mayoría de las enfermedades modernas están relacionadas con la dieta, incluyendo enfermedades al corazón, diabetes, varios tipos de cáncer, accidentes cerebrovasculares, y otras condiciones asociadas con el aumento de la obesidad. A pesar de que año tras año los gobiernos y organizaciones de salud intentan educar a la población con respecto a la importancia de una dieta sana, incluyendo amplias cantidades de frutas y verduras, y una reducción en la cantidad de comida "chatarra" y exceso de alimentos refinados, parece que esta información estuviera cayendo en oídos sordos ya que las estadísticas con respecto al consumo de estos alimentos siguen prácticamente iguales.

Ya sea que comamos alimentos altos en grasa y azúcar por placer, cultura o emociones (como cansansio, aburrimiento o depresión), si queremos bajar de peso a largo plazo, revertir la diabetes, reducir el colesterol o la alta presión, evitar el cáncer y mejorar nuestra salud, tenemos que encontrar la manera de romper las barreras que nos impiden mejorar nuestra dieta.

Es por esto que decidí escribir este pequeño libro que incluye pautas de cómo romper esas barreras y vencer la adicción a los alimentos. Muchas de las técnicas enumeradas aquí se derivan de mi propia experiencia como nutricionista y como "ex adicta" a la comida. Sin embargo, las referencias al final de varios de los capítulos indican que la información presentada aquí también refleja los conocimientos más actualizados con respecto a la nutrición, la sicología y las investigaciones en el campo de la medicina y la bioquímica.

Tal vez algunas personas sientan suficiente motivación como para cambiar su dieta radicalmente e implementar todos los pasos de un día para otro. Si es así, qué bueno. Pero pienso que la gran mayoría de las personas no desean (o sienten que no pueden) hacer cambios tan radicales y se desaniman pensando que nunca podrán comer una dieta completamente saludable. Sin embargo, la verdad es que muchas personas han podido vencer los pensamientos y comportamientos adictivos que los habían mantenido en un ciclo de sobrepeso, enfermedad e impotencia, y han podido llegar a un estado de salud que nunca pensaron que fuera posible.

En los capítulos uno al tres se presentan los diferentes aspectos de la adicción *sicológica* a los alimentos, mientras que en capítulo cuatro y cinco se presentan los factores involucrados en una adicción *física* a ciertos alimentos en particular. En cada capítulo encontrarás puntos prácticos a seguir para combatir este problema. El capítulo seis presenta el aspecto espiritual que puede ser de ayuda en caso de cualquier adicción, incluyendo la adicción a los alimentos. Por último, el capítulo siete presenta un resumen de los pasos a seguir y un ejemplo de un menú con alimentos que pueden ayudar a superar la adicción a la comida.

Te invito a que consideres este importante tema, y que utilices este libro como una guía para encontrar la libertad a una de las adicciones más comunes pero más subestimadas y potencialmente peligrosas en nuestra sociedad.

María José Hummel
Nutricionista y educadora de salud

CAPÍTULO 1

Las emociones y la comida

"Jardín del Placer" podría ser, de acuerdo con la traducción hebrea de la palabra Edén, una de los significados del nombre del lugar donde, de acuerdo a las escrituras, Dios puso al hombre después de la creación. Cuando escuché al Dr. Marc Braman (experto en medicina preventiva y de estilo de vida) dar esta información como parte de una explicación acerca de la causa de las adicciones, me llamó mucho la atención. De acuerdo con esta interpretación, Dios creó al hombre para vivir en un lugar de placer, es decir un lugar donde podría experimentar gozo, deleite, dicha, agrado y satisfacción sin fin. En otras palabras, fuimos creados para experimentar placer eterno. Sin embargo, ahora que ya no vivimos en ese lugar de eterno placer, como raza humana parece que estuviéramos en una búsqueda constante por tratar de recuperar dicho placer perdido.

Los doctores Douglas Lisle, y Alan Goldhamer explican un concepto similar en su libro *The Pleasure Trap* ("La trampa del placer"), en el cual presentan el argumento de que nuestro comportamiento está regido por lo que ellos denominan *the motivational triad* ("la triada motivacional"), que incluye tres componentes principales: (1) buscar placer, (2) evitar el dolor y (3) conservar energía.[1] No sólo los seres humanos, sino la mayoría de los animales en la naturaleza son impulsados por este sistema motivacional, el cual los lleva a buscar alimentos, a evitar peligros (como ser devorados por otros animales), y a reproducirse. En los seres humanos, el consumo de alimento y la actividad sexual producen neurotransmisores en el cerebro que causan intenso placer, aunque por un corto tiempo. Esto nos lleva a desear realizar estas actividades nuevamente. Sin embargo, ciertas sustancias adictivas (como drogas ilícitas, alcohol, tabaco y ciertos alimentos ultra-procesados) podrían alterar el funcionamiento normal del centro del placer en el cerebro al producir una cantidad extrema y anormal de placer.

Una de las causas más comunes hoy en día por la que muchos de nosotros a veces terminamos consumiendo alimentos que dañan nuestra salud es porque hemos caído en esta "trampa de placer". En vez de considerar cuánta nutrición nos proveen los alimentos que consumimos, más bien usamos ciertos alimentos prácticamente como un medicamento que produce intenso placer y a la vez bloquea o adormece ciertas emociones negativas.

Ha quedado demostrado por diferentes estudios científicos que se han realizado que ciertos alimentos altos en grasa y azúcar pueden estimular el cerebro de manera muy parecida a ciertas drogas o narcóticos. De hecho, ya varios estudios científicos han confirmado que el consumo de azúcar refinada podría producir una adicción similar a drogas como la cocaína[2], y que los mismos mecanismos en el cerebro que producen adicción a las drogas, también son estimulados con el azúcar refinada y otros alimentos adictivos.[3,4]

Incluso algunos estudios han mostrado que el azúcar y otros endulzantes refinados son incluso *más* adictivos que la cocaína[5]. Un estudio en particular acerca del nivel de adicción de diferentes tipos de alimentos encontró que los alimentos ultra-procesados pudieran ser **hasta ocho veces** más adictivos que la cocaína[6].

¿Cómo podemos saber si hemos desarrollado una adicción a algún alimento? Una de las maneras de determinar si estamos demostrando comportamientos adictivos es primero que nada preguntarnos si estamos consumiendo alimentos por razones que no están relacionadas con una necesidad física de comer. Si estamos comiendo por razones emocionales en vez de porque nuestro estómago está vacío, eso podría ser una señal de adicción. Algunas de las razones emocionales por las que podríamos buscar comida son aburrimiento, soledad, depresión, etc. Revisa la tabla a continuación:

¿Estás comiendo por razones equivocadas?

Razones comunes para comer que no están relacionadas con el hambre física:

- *Cansancio*

- *Aburrimiento*

- *Estrés*

- *Soledad*

- *Depresión*

- *Ansiedad*

- *Porque la comida o los dulces me hacen sentir bien.*

La siguiente es una lista (basada en la escala de adicción a los alimentos de la universidad de Yale) de comportamientos que podrían indicar si estás comiendo de manera adictiva[7]. Analiza esta lista y compárala con la manera en que tú reaccionas en situaciones similares:

- Consumir más alimentos de lo uno planeó al comenzar a comer.

- Continuar comiendo aun cuando ya no se siente hambre.

- Comer hasta sentir dolor en el estómago o deseos de vomitar.

- Hacer un esfuerzo extra por conseguir ciertos alimentos cuando no están disponibles.

- Consumir alimentos en cantidades exageradas de modo que se le da más prioridad a la comida que al trabajo, pasar tiempo con la familia o actividades recreacionales.

- Evitar situaciones sociales o profesionales cuando ciertos alimentos están disponibles por temor a comer de más.

- Tener dificultad en el trabajo o en la escuela debido a los alimentos que uno consume o las cantidades.

- Sentir ansiedad, agitación u otros síntomas físicos cuando se deja de consumir cierto tipo de alimentos.

- El comer ciertos alimentos causa problemas como depresión, ansiedad, auto-desprecio (odio hacia uno mismo/a), o culpa.

- Tener necesidad de comer más y más alimentos para reducir emociones negativas o aumentar el placer.

Lamentablemente, cuando usamos la comida como calmante o droga para ahogar emociones negativas, nos exponemos a comer más de lo que debemos, comer los alimentos que sabemos que afectan nuestra salud, o comer cuando no lo necesitamos hacer. Con el tiempo esto nos puede llevar no sólo al sobrepeso y la obesidad, sino a comportamientos adictivos con respecto a la comida y al desarrollo de serias enfermedades como la diabetes, enfermedades coronarias, ciertos tipos de cáncer y otras enfermedades relacionadas con una alimentación inadecuada.

Estrategias alternativas

Para poder evitar las consecuencias de la adicción emocional a la comida, necesitamos desarrollar estrategias que nos ayuden a hacer frente a nuestros problemas sin tener que recurrir al efecto calmante de los alimentos adictivos, los que generalmente son altos en azúcar, sal o grasa. Estos alimentos (como también otras sustancias adictivas tales como el alcohol, el cigarrillo y las drogas) estimulan el centro de placer del cerebro de manera muy poderosa.

Es importante mencionar que las concentraciones de azúcar, grasa y sal que se encuentran en estos alimentos *no son naturales*. Ningún alimento en la naturaleza contiene azúcar, grasa o sal de manera muy concentrada, por eso estos elementos son *extraídos* y *aislados* de los alimentos naturales (por ejemplo el azúcar de caña o el aceite vegetal) para poder ser usados en la industria alimenticia.

Por eso es que estos alimentos ultra procesados estimulan el cerebro de una manera que no es natural, y producen una respuesta exagerada y adictiva en las estructuras cerebrales que procesan las sensaciones de placer. No cabe duda que es mejor buscar alternativas que sean más positivas y que también nos hagan sentir bien, sin los efectos negativos de los alimentos chatarra. Este tema es explicado con más detalle en el capítulo cuatro, que trata acerca de la adicción física a los alimentos ultra procesados.

Ciertos alimentos también pueden causar un aumento en la cantidad de serotonina en el cerebro. Un ejemplo son los alimentos altos en azúcar o carbohidratos refinados (como harinas blancas). La serotonina es un neurotransmisor que nos hace sentir bien. De hecho la serotonina está asociada con la depresión, ya algunos estudios han mostrado que las personas con depresión tienen niveles más bajos de este neurotransmisor. Por esta razón los antidepresivos más populares aumentan los niveles de serotonina en el cerebro.

En vez de recurrir a los alimentos adictivos y ultra procesados para serntirnos bien, definitivamente la mejor opción sería encontrar estrategias alternativas que nos ayuden a producir serotonina y que estimulen en centro de placer del cerebro pero no de manera exagerada, sino en forma adecuada y normal. Algunas excelentes actividades que podemos hacer *en vez de comer* cuando sintamos el deseo de usar la comida como calmante son las siguientes:

- Salir a caminar
- Leer un libro
- Hablar por teléfono o en persona con algún amigo o ser querido
- Escuchar música

- Recibir un masaje
- Pasar tiempo con un ser querido

Todas estas actividades nos hacen sentir bien porque aumentan la cantidad de serotonina en el cerebro. Al llevar a cabo actividades agradables pero que no estimulen el cerebro de manera exagerada ni anti-natural, podemos ir formando nuevas vías neuronales, que a la vez van formando nuevos hábitos en nuestro cerebro. Así podemos entrenar nuestro cerebro para superar la adicción a los alimentos. Este puede ser un proceso largo y arduo, pero vale la pena llevarlo a cabo para llegar a estar libre de la esclavitud de las adicciones, incluyendo la adicción a la comida.

Puntos para recordar

- ✓ En nuestra sociedad moderna comemos por muchas razones que no están relacionadas con el hambre física.
- ✓ Podemos llegar a ser adictos a la comida, especialmente alimentos altos en azúcar, grasa y sal.
- ✓ Las concentraciones de azúcar, grasa y sal en los alimentos refinados no son naturales y estimulan el cerebro de manera exagerada.
- ✓ Necesitamos buscar estrategias alternativas para sentirnos bien sin necesidad de recurrir a alimentos adictivos.
- ✓ Algunas actividades saludables que podemos hacer en vez de comer para sentirnos bien incluyen: salir a ca-

minar, leer un buen libro, hablar por teléfono con un ser querido, escuchar música relajante, recibir un masaje o pasar tiempo con un ser querido.

Referencias

1. Lisle, D. J., & Goldhamer, A. (2003). *The pleasure trap: mastering the hidden force that undermines health & happiness.* Summertown, TN: Healthy Living Publications.

2. Ahmed, S. H., Guillem, K., & Vandaele, Y. (2013). Sugar addiction: Pushing the drug-sugar analogy to the limit. *Current Opinion in Clinical Nutrition and Metabolic Care, 16*(4), 434-439.

3. Alsio, J., Nordenankar, K., Arvidsson, E., Birgner, C., Mahmoudi, S., Halbout, B., . . . Wallen-Mackenzie, A. (2011). Enhanced Sucrose and Cocaine Self-Administration and Cue-Induced Drug Seeking after Loss of VGLUT2 in Midbrain Dopamine Neurons in Mice. *Journal of Neuroscience, 31*(35), 12593-12603.

4. Wise, R. A. (2013). Dual Roles of Dopamine in Food and Drug Seeking: The Drive-Reward Paradox. *Biological Psychiatry, 73*(9), 819-826.

5. Lenoir, M., Serre, F., Cantin, L., & Ahmed, S. H. (2007). Intense Sweetness Surpasses Cocaine Reward. *PLoS ONE, 2*(8).

6. Schulte EM, Avena NM, Gearhardt AN (2015) Which Foods May Be Addictive? The Roles of Processing, Fat Content, and Glycemic Load. *PLoS ONE* 10(2): e0117959. doi:10.1371/journal.pone.0117959

7. Gearhardt, A.N., Corbin, W.R., & Brownell, K.D. (2009). Preliminary validation of the Yale Food Addiction Scale. *Appetite*, 52, 430-436.

CAPÍTULO 2

Todo o Nada

La mentalidad de "todo o nada" es una de las trampas más comunes en la que muchos caemos. Esto se refiere a situaciones en las que no aceptamos ninguna opción que se encuentre entre dos extremos. Digamos que estoy tratando de comer saludable y para este propósito ya llevo varias semanas comiendo ensaladas, frutas, platillos saludables preparados sin grasa, etc. De repente un día alguien me trae de regalo unas galletas que son bastante altas en grasa y en azúcar. Inmediatamente me preocupo acerca de mi "dieta". Decido que tal vez me como una o dos galletas para ser cortés, pero despúes de probarlas, me quedo con unas ganas tremendas de comer varias galletas más, ¡tal vez incluso el paquete completo! Es como si una o dos galletas gatillaran en mi cerebro una reacción de deseo irresistible por comer más. Entonces, cuando tengo la oportunidad y nadie me mira, me pongo a pensar: "Bueno, ya arruiné mi dieta por este día así que ¿qué saco con restringirme el resto del día? ¿por qué no me como la mitad el paquete, o el paquete entero? Mañana comienzo la dieta otra vez."

¿Alguna vez te ha pasado eso? Podría pasar con cualquier alimento adictivo: pizza, postres, pasteles, papas fritas, etc. A este tipo de pensamiento se le llama "mentalidad de todo o nada." Es decir, "si hago la dieta, la hago bien, al 100%; y si fallo, entonces ya no vale la pena seguir, así que me salgo completamente de la dieta". O tal vez pienso: "si ya me comí una galleta, ya fallé, así que me voy a comer el paquete entero", "si me comí un pedazo de pizza, ya arruiné la dieta así que voy a aprovechar de comerme unos cuatro o cinco pedazos de una vez", etc.

> ### Ejemplo de mentalidad "todo o nada"
>
> *"Ya arruiné mi dieta con esta _____ (galleta, pedazo de pizza, dulce, pastel, etc.). Me comeré el resto del paquete y mañana comienzo la dieta de nuevo."*

Lamentablemente este tipo de mentalidad es muy común y es una de las causas por las que muchos no pueden bajar de peso; o cuando logran bajar de peso, después de un tiempo lo vuelven a subir. De hecho, es una de las razones más comunes por las cuales muchos no alcanzan sus metas de salud.

En estos casos es mejor evitar la mentalidad de "todo o nada" y enfrentar nuestros pensamientos distorcionados con la realidad. Si ya me comí una galleta, esto *no significa* que ya arruiné mi dieta saludable y mucho menos que me tengo que comer el paquete entero. Una galleta, un pedazo de pizza, un paquete de papas fritas, un chocolate o un pedazo de pastel no van a hacer una gran diferencia si la *mayoría* de los alimentos que consumo son de alta calidad nutricional. Si el 90 al 95 por ciento de mi dieta consiste en alimentos no procesados en su estado más natural, como por ejemplo frutas, verduras, granos integrales, leguminosas o legumbres (frijoles, lentejas, garbanzos, etc.) y nueces o semillas en pequeñas cantidades, consumir algún alimento "prohibido" de vez en cuando (y con esto me refiero a *muy de vez en cuando,* es decir, una vez por mes o menos), esto no va a resultar en un desastre nutricional que no tenga solución. Tal vez me haga retroceder un poco en mis metas de salud y tal vez las alcance un poco más lentamente, pero no es un fracaso completo.

Por lo tanto, te recomiendo que si decides comer algún alimento que consideres "prohibido", tómate un buen tiempo para comerlo **lentamente** y saborearlo muy bien. De esa manera tu cerebro recibirá la señal de que estás disfrutanto lo que comes y sentirás más satisfacción, lo cual te ayudará a comer menos.

Recuerda que todo tiene que ver con tu mentalidad. Si te comes un pedazo de pizza, es verdad que el daño ya está hecho, pero no es *mucho* daño, y puedes *mitigar* el daño comiendo también una ensalada, fruta o algo saludable para no caer en la trampa de llenar tu estómago sólamente con pizza. Recuerda que estos alimentos pueden ser **adictivos** así que mientras más los comas, más los vas a querer comer. Para muchas personas, comer "sólo un poco de vez en cuando" sólo perpetuará la adicción. Pero si los dejas de consumir por un tiempo, al pasar las semanas y los meses, vas a comenzar a sentir menos y menos deseos de consumirlos, especialmente si te concentras en *agregar* a tu dieta los alimentos saludables, en vez de concentrarte en lo que "no puedes" comer.

Por ejemplo, cada día pregúntate: ¿ya comí suficiente fruta (por lo menos 2 a 4 por día)? ¿ya comí suficientes vegetales (3 tazas como mínimo, pero 4 a 6 es mejor)? ¿ya comí suficientes legumbres o leguminosas (idealmente ½ taza por comida por la fibra y las proteínas que contienen)? ¿ya comí suficientes granos integrales o carbohidratos altos en fibra, como avena, arroz integral, camote, maíz, etc.? Si te aseguras de que estás comiendo los alimentos que *necesitas* comer para estar en buena salud, te vas a acordar menos de los alimentos que son menos saludables (¡o menos espacio te va a quedar en el estómago para ellos!).

En todo caso, si "haces trampa" en tu esfuerzo de comer saludablemente, recuerda que no debes sentirte culpable ni incapaz... Sólo recuerda: *¡Sí se puede!* Así como un niño que está aprendiendo a caminar no se da por vencido cada vez que se cae, sino que se levanta y vuelve a intentar, así también podemos hacer nosotros. No hay ninguna razón para sentirse derrotado. Simplemente levántate y vuelve a intentar.

Puntos para recordar

- ✓ La mentalidad "todo o nada" es muy común, especialmente cuando tratamos de "hacer dieta" o comer saludablemente.
- ✓ La mentalidad "todo o nada" es una de las causas por las que muchos no pueden alcanzar sus metas de salud.
- ✓ Si nuestra dieta es 90 a 95% saludable, comer algún alimento no saludable de vez en cuando no significa un completo fracaso.
- ✓ Si decides comer algún alimento que consideres "prohibido", tómate tiempo para comerlo lentamente y saborearlo bien.

✓ Mientras más consumimos alimentos adictivos, más los queremos comer.

✓ Concéntrate en *agregar* a tu dieta los alimentos saludables, en vez de concentrarte en lo que "no puedes" comer.

✓ Recuerda que un niño que está aprendiendo a caminar no se da por vencido cada vez que se cae, sino que se levanta y vuelve a intentar.

CAPÍTULO 3

Ansiedad, depresión y estrés

La verdad es que, como mencioné al principio de este libro, hacer cambios en nuestra dieta y estilo de vida es difícil para muchos. De hecho, puede ser uno de los desafíos más difíciles que nos podamos proponer. Sin embargo, también podría ser una de las cosas más beneficiosas para nuestra salud y nuestra vida.

Aparte de lo difícil que es hacer cambios a nuestra dieta y estilo de vida, muchas veces nos enfrentamos con situaciones o circunstancias que pudieran hacer aún más difícil llevarlos a cabo. Por ejemplo, si estás pasando por un momento en el que estás sufriendo depresión o ansiedad, hacer cambios radicales en tu estilo de vida va a ser mucho más difícil todavía. No es imposible, pero sí más difícil. Es más fácil lidiar con estos problemas simplemente volviendo a nuestras adicciones y utilizar sustancias adictivas para bloquear nuestros sentimientos.

La buena noticia es que adoptar un plan nutricional adecuado (yo recomiendo una dieta basada mayormente en alimentos **no procesados** de origen **vegetal**, es decir muchas frutas y vegetales, granos integrales, legumbres, semillas, etc.), y un plan de actividad física diaria, es *extremadamente beneficioso* para la *salud mental* en general, y particularmente en casos de depresión y ansiedad. Por lo tanto, aunque es difícil, especialmente al principio, vale mucho la pena hacer el esfuerzo extra para incorporar estos cambios y al mismo tiempo buscar ayuda para superar la depresión o la ansiedad de la manera más natural posible.

De hecho, para disminuir la depresión, la ansiedad y el estrés, se ha comprobado que las siguientes estrategias son muy efectivas (algunas de estas sugerencias han sido extraídas del programa *Superando la Depresión*, por el doctor Neil Nedley):

Recomendaciones para personas con depresión y ansiedad *(basado en el programa Superando La Depresión*):*

- *Hacer **ejercicio diariamente**; en muchos casos mientras más fuerte el ejercicio, mejor; y si es posible, en la mañana.*

- *Hacer ejercicios de respiración profunda por 5 minutos al día.*

- *Exponerse a la luz solar unos 10 a 20 minutos al día, dependiendo del color de piel (mientras más claro el color de piel, menos tiempo).*

- *Consumir suficientes ácidos grasos omega-3 (que se encuentran en alimentos como la semilla de linaza molida y en la semilla de chia).*

- *Recibir apoyo familiar o de amigos, iglesia, etc.*
- *En casos serios, buscar ayuda profesional.*

*Para más información consulta la página web del doctor Neil Nedley:
http://nedleyhealthsolutions.com/index.php/products/books/libros-en-espa-ol.html

---

¿Cuál es tu actitud frente a los problemas?

Naturalmente, todos tenemos problemas y todos debemos desarrollar mecanismos en nuestra vida para lidiar con ellos. Sin embargo, algunas personas parecen tener más dificultades que otros al lidiar con los problemas normales de la vida, ya sea por diferencias en nuestra personalidad o circunstancias que nos hacen más o menos resistentes a los problemas.

Lamentablemente, cuando no tenemos buenas estrategias para enfrentar las dificultades cotidianas, muchas veces la comida se vuelve nuestro mecanismo de defensa. Algunos de los posibles problemas que a veces tenemos que enfrentar, que nos pueden hacer tambalear y caer en comportamientos adictivos son:

- Depresión y ansiedad generados por dificultades o pérdidas (de un trabajo, un ser querido, etc.).
- Falta de apoyo social (por ejemplo: "mi familia no está de acuerdo con mis cambios de dieta y estilo de vida").
- Estrés y sobrecarga de actividades (ya sea por causa de trabajo, estudios, problemas familiares, etc.).
- Problemas financieros.

- Falta de acceso a lugares donde venden alimentos saludables.

La mejor manera de enfrentar cualquier problema que se nos presente, es mantener una actitud positiva y dejar fuera de nuestra mente los pensamientos negativos. Tomás Edison, uno de los inventores más prolíficos de la historia, "fracasó" muchas veces antes de lograr perfeccionar la lámpara incandescente. Algunas fuentes dicen que intentó 1.000 veces antes de lograrlo. Se dice que una vez un reportero le preguntó cómo se sentía al haber fracasado tantas veces. Tomás Edison respondío que él no había fracasado, sino que la lámpara incandescente es un invento que le tomó 1.000 pasos. Tomás Edison también dijo lo siguiente.

"Nuestra debilidad más grande está en darnos por vencidos. La manera más certera de tener éxito es siempre intentar una vez más." Tomás Edison

Si por alguna razón "caemos" o "fallamos" un día, lo peor que podemos hacer es sentirnos culpables, incapaces, o como un fracaso. Esto nos podría llevar a una recaída completa hacia cualquier adicción que estemos tratando de superar. Sólo si perseveramos, volviéndonos a levantar y olvidando las caídas, podremos alcanzar nuestras metas, ya sea superar la adicción a los alimentos, terminar una carrera, conseguir un mejor trabajo o cualquier otra cosa que nos propongamos. No olvidemos que, como dijimos anteriormente, *¡sí se puede!*

Piensa y trata de recordar alguna vez en tu vida en la que hayas resuelto algún problema exitosamente o alcanzado alguna meta que te propusiste. ¿Qué estrategias te ayudaron a tener éxito? ¿Qué estrategias te pueden ayudar ahora en tu intento por cambiar los hábitos alimenticios que están afectando tu salud? Intenta aprovechar todas tus características positivas y talentos (¡todos los tenemos!). Por ejemplo, si eres una persona organizada, entonces planifica tus comidas con anticipación e incluso prepáralas con tiempo para que no pases apuros. Si te gusta pasar tiempo al aire libre, aprovecha de hacer algún ejercicio como caminar, nadar o andar en bicicleta. Si te gusta cocinar, usa tus talentos culinarios para preparar comidas deliciosas y saludables para ti y tus seres queridos.

Puntos para recordar

- ✓ Si estás pasando por un momento de depresión o ansiedad, hacer cambios radicales en tu estilo de vida va a ser mucho más difícil todavía.
- ✓ Adoptar un plan nutricional adecuado y un plan de actividad física diaria es extremadamente beneficioso para la salud mental.
- ✓ De acuerdo con el programa *Superando la Depresión* por el Dr. Neil Nedley, hacer ejercicio diario, respirar profundamente, exponerse a la luz solar diariamente, consumir ácidos grasos omega-3, y recibir apoyo familiar es muy importante para superar la depresión. En casos serios, es necesario buscar ayuda profesional.
- ✓ Cuando no tenemos buenas estrategias para enfrentar las dificultades cotidianas, muchas veces recurrimos a la comida.

- ✓ La mejor manera de enfrentar los problemas es mantener una actitud positiva y dejar fuera los pensamientos negativos.
- ✓ Recuerda las estrategias que en el pasado te ayudaron a resolver problemas. Aprovecha todas tus características positivas y talentos.

CAPÍTULO 4

La adicción física a los alimentos

Muchos expertos en obesidad hoy en día piensan que gran parte de la razón por la que ha habido un aumento tan grande de la obesidad en las últimas décadas, es porque los alimentos procesados que estamos acostumbrados a comer podrían estar causando un aumento en los niveles de adicción a los alimentos.

Como se mencionó brevemente en el capítulo uno, los científicos han llegado a la conclusión de que los alimentos procesados modernos, con sus altos niveles de azúcar, sal y grasa, pueden ser bastante adictivos, y de hecho están diseñados intencionalmente para hacerlos altamente apetecibles, de hecho, ¡prácticamente *irresistibles!* La amplia disponibilidad de alimentos altamente apetecibles a precios cada vez más bajos es lo que los expertos han identificado como una de las causas más importantes del aumento estrepitoso de la obesidad en las últimas décadas.

Sabemos, gracias a estudios en epidemiología y nutrición, que los alimentos más apetecibles, sabrosos e irresistibles son los que son altos específicamente en azúcar, sal y grasa. La combinación de estos tres ingredientes produce los efectos más pronunciados en el centro de placer del cerebro, lo cual influencia a los consumidores para consumir más alimentos procesados. De hecho, la industria de alimentos ha identificado lo que ellos denominan "el punto de éxtasis" (o "bliss point" en inglés), es decir, el punto en el cual obtenemos la satisfacción más alta producida por el azúcar, la sal o la grasa. Esto se podría describir como una curva en forma de U invertida. Mientras más azúcar o sal se añade a algún alimento, más apetitoso se hace hasta que alcanza un punto máximo, después del cual la experiencia de placer comienza a disminuir.

Piensa lo que sucede cuando te haces una taza de té. Si no te gusta el té muy dulce, probablemente vas a estar feliz con una cucharadita de azúcar o tal vez nada. A otros les gusta más con dos cucharaditas de azúcar. Aquellos que les gusta lo dulce tal vez prefieran tres cucharaditas, pero para otros eso es muy dulce. La gran mayoría de las personas piensa que cuatro o cinco cucharaditas de azúcar es demasiado. ¿Qué pasaría si le pones seis, o siete, o diez cucharaditas de azúcar a tu té? No te lo podrías tomar porque estaría muy "empalagoso" ¿no es verdad?

Lo mismo pasa cuando le pones sal a la comida. Si la comida no tiene nada de sal, se considera que "no tiene sabor" o que está "insípida". Con un poco de sal mejora el sabor, y un poco más tal vez sea ideal. Pero con demasiada sal ya no es apetitosa, y en muchos casos no se puede comer.

Es decir, cuando le agregas sal, azúcar o una combinación de los dos, a un alimento insípido, este alimento se hace más y más delicioso, hasta que llega un punto máximo. Si le agregas más azúcar o sal, entonces se hace o muy salado o muy dulce y deja de ser apetitoso. Cuando los alimentos con azúcar o sal son combinados con grasa, esta curva se hace más acentuada, es decir, los alimentos se hacen más apetitosos e irresistibles ya que la grasa añade textura y realza el sabor de los alimentos.[1]

Estímulo al cerebro

Como mencionamos, los expertos en nutrición y obesidad han encontrado que los alimentos que son altos en azúcar, sal y grasa son *estimulantes* para el cerebro, en particular para la región de recompensa (o placer) del cerebro. Esta región del cerebro es estimulada naturalmente por actividades que son placenteras, tales como el sexo o comer, o artificialmente por drogas y otras sustancias adictivas.

Nuestro cerebro está diseñado para recibir placer del azúcar, la sal y la grasa, ya que en su forma natural estos nutrientes son beneficiosos para nosotros. En la naturaleza, los alimentos altos en azúcar y grasa (frutas, aguacates o paltas, nueces, semillas, etc.) proveen suficientes calorías y energía para sostenernos. El sodio es un elemento esencial que se encuentra en las frutas y vegetales, y nuestros cuerpos lo necesitan. El problema es que los alimentos procesados modernos contienen grasa, azúcar y sodio en *concentraciones artificiales que no existen en la naturaleza.*

Por ejemplo, ¿sabías que se necesitan alrededor de 14 mazorcas de maíz para producir una cucharada de aceite de maíz?[2] Esto nos indica que el aceite es un alimento *concentrado* y que la cantidad de grasas concentradas que se encuentran en el aceite no se encuentran en la naturaleza. Los alimentos que son naturalmente altos en grasa, como el coco, el aguacate (palta), las semillas y las nueces, no contienen solamente grasa, sino que contienen fibra, proteínas, minerales, vitaminas y muchos otros fitoquímicos (nutrientes esenciales para la salud que se encuentran sólo en las plantas). Por lo tanto, estos alimentos son mucho más saludables y proveen menos calorías por volumen que el aceite, el cual es 100% grasa y prácticamente no contiene nada de nutrientes aparte de la grasa. A propósito, otras fuentes de grasa como la mantequilla, margarina, manteca animal y manteca vegetal, también son 100% grasa y aportan poco o nada de otros nutrientes.

Otro ejemplo: ¿sabías que se necesita alrededor de un metro (tres pies) de caña de azúcar para hacer una cucharada de azúcar?[3] Al igual que el aceite, el azúcar refinada no contiene *nada* de nutrientes aparte de carbohidratos simples; es decir, no contiene nada de fibra, ni vitaminas, minerales, fitoquímicos, proteínas... ¡NADA! Por eso las calorías del azúcar, del aceite y de otras grasas concentradas se llaman *calorías vacías*, porque son calorías que no vienen acompañadas con nutrientes esenciales. Este nombre no sólo se aplica a las grasas y el azúcar, sino obviamente también a todos los alimentos que están elaborados con ellos.

Lo más preocupante de esta situación es que los fabricantes de comida han calculado el "punto de éxtasis", mencionado al principio de este capítulo, para una gran cantidad de alimentos que se venden en el mercado. Es decir, ellos manipulan la cantidad de azúcar, sal y grasa en cada uno de sus productos para producir la mayor cantidad de placer posible, en otras palabras, la mayor estimulación en los centros de placer, y así aumentar sus ventas. ¡Esto quiere decir que los alimentos procesados están diseñados *intencionalmente* para hacernos *adictos* a ellos!!

Por lo tanto, uno de los pasos más importantes que podemos tomar para superar la adicción a los alimentos, es reducir, o mejor aún, eliminar por completo el uso de alimentos adictivos. Estos alimentos sólo perpetúan nuestras adicciones, nos mantienen en un estado de dependencia (¡prácticamente esclavitud!) y no nos permiten alcanzar el estado de salud óptima que podríamos alcanzar con una dieta más natural y saludable. Incluso comerlos "de vez en cuando" podría ser riesgoso para una persona adicta. En particular la comida chatarra es la que más nos puede llevar a una adicción. Por lo tanto, te recomiendo que evites comprar comida chatarra, y evites tener comida chatarra en la casa. Al limpiar tu ambiente de toda la comida chatarra, te será más fácil evitar consumirla.

Pero también recuerda que si llegamos a ceder a la tentación y consumir algún alimento que es adictivo para nosotros, lo importante es no darse por vencido(a), sino volver a intentar mejorar nuestra dieta. Superar las adicciones a veces toma bastante tiempo, paciencia y perseverancia.

Los alimentos más adictivos

Ya hemos mencionado varias veces que la comida chatarra es adictiva. Reconociendo este problema, los investigadores de la

Universidad de Yale incluso desarrollaron una escala de adicción de los alimentos basada en nuestro comportamiento situaciones que tienen que ver con la comida (ver el capítulo uno) para determinar si estamos adictos a la comida o no. Los investigadores de la Universidad de Michigan fueron un paso más allá, y utilizaron esta escala de adicción de alimentos para descubrir qué alimentos son los *más adictivos*. Basado en este estudio, la siguiente lista presenta los 20 alimentos más adictivos comúnmente consumidos[4]:

LOS 20 ALIMENTOS MÁS ADICTIVOS

1. Pizza

2. Chocolate

3. Papas fritas (de bolsa)

4. Galletas

5. Helado

6. Papas fritas (de restaurante)

7. Hamburguesa con queso

8. Bebidas gaseosas (refrescos, soda - no las de dieta)

9. Pasteles

10. Queso

11. Tocino (bacon)

12. Pollo frito

13. Panecillos (bollos de pan)

14. Palomitas de maíz (con mantequilla)

15. Cereales para el desayuno

16. Gomitas o gominola

17. *Bistec*

18. *Bollos dulces (muffin, panecillos dulces)*

19. *Frutos secos (oleginosas)*

20. *Huevos*

Es muy fácil notar que en esta lista prácticamente todos los alimentos tienen cantidades importantes de por lo menos uno de los tres ingredientes que hacen a los alimentos más apetitosos: azúcar, sal y grasa. En especial, cuando estos componentes están combinados, como es en el caso de la pizza o el chocolate, el efecto adictivo es aún más acentuado.

El hecho de que la pizza ocupe el primer lugar es especialmente notable. Sabemos que la pizza contiene altas cantidades de grasa y sal, pero también se ha determinado que también contiene azúcar "oculta", es decir, azúcar que se encuentra en alimentos que no son dulces.

Otra probable razón por la cual la pizza es tan adictiva es que el queso es uno de sus ingredientes más importantes. El queso por sí mismo ocupa el décimo lugar en la lista (tal vez ocuparía un lugar más alto si más personas consumieran el queso solo en vez de como ingrediente en otras comidas).

Es interesante destacar que la leche de vaca, (y por consiguiente el queso en cantidades aún más concentradas), contiene una proteína llamada caseína, que al digerirse produce ciertos péptidos opioides. Los péptidos opioides son cadenas cortas de aminoácidos que tienen efectos calmantes, y los que se producen particularmente al consumir leche se conocen como *casomorfinas*[5]. Las casomorfinas no son dañinas en si mismas, de hecho, se piensa que ayudan a calmar a los bebés y a prevenir la diarrea. Tanto la leche de vaca como la leche materna contienen caseína (la proteína precursora de las caso-morfinas), pero es importante notar que la leche de vaca contiene una proporción mucho mayor de caseína que la leche humana. El proceso que se usa para elaborar el queso hace que la caseína se concentre todavía más en el queso. ¡Con razón el queso es tan adictivo!

No es sorprendente que el chocolate ocupe el segundo lugar en la lista de alimentos más adictivos. No solamente la mezcla de azúcar y grasas hace su sabor y textura prácticamente irresistibles, sino que la presencia de pequeñas cantidades de cafeína, como también cantidades más grandes de teobromia (estimulante parecido a la cafeína, aunque más suave), podrían producir dependencia y adicción en las personas que lo consumen.

Por lo tanto, las personas que luchan con las adicciones a la comida deberían intentar evitar el consumo de los alimentos que se encuentran en esta lista, especialmente los que son altamente procesados y contienen azúcar o grasas refinadas, o grandes cantidades de sal. La única excepción sería el consumo de frutos secos oleaginosas (número 19 en la lista), como nueces, almendras, semillas, etc. Cuando los frutos secos se consumen sin sal ni azúcar, y en cantidades apropiadas (alrededor de ¼ a ½ taza al día por persona), no tienen efectos adictivos, son altamente nutritivos, sus grasas saludables ayudan a absorber ciertas vitaminas, y además producen satisfacción y saciedad.

Puntos para recordar

✓ Los alimentos altamente procesados, con sus altos niveles de azúcar, sal y grasa, están diseñados intencionalmente para hacerlos altamente apetecibles, de hecho, irresistibles.

✓ La industria de alimentos ha identificado lo que llaman "punto de éxtasis" de los alimentos procesados, es decir, el punto de más estímulo del centro de placer del cerebro.

✓ Nuestro cerebro está diseñado para recibir placer del azúcar, la sal y la grasa, pero el problema es que los alimentos procesados modernos contienen grasa, azúcar y sodio en *concentraciones artificiales que no existen en la naturaleza*.

✓ Uno de los pasos más importantes que podemos tomar para superar la adicción a los alimentos, es reducir, o mejor aún, eliminar por completo el uso de alimentos procesados adictivos.

✓ Evita consumir comida chatarra y evita tenerla en la casa.

✓ En especial, evita lo más posible consumir los alimentos que se encuentran en la lista de "los 20 alimentos más adictivos" presentados en este capítulo.

✓ La única excepción en la lista de "los 20 alimentos más adictivos" son los frutos secos oleaginosos (almendras, nueces, semillas, etc.), que cuando se consumen sin sal ni azúcar, y en las cantidades apropiadas, son sumamente saludables.

Referencias

1. Kessler, D. (2009). Sugar, Fat and Salt Make Us Eat More Sugar, Fat and Salt. En *The End of Overeating* (pp. 12-17). Emmaus, PA: Rodale.

2. Diehl, H., & Ludington, A. (2003). *Dynamic Health* (p. 66). Lake Mary, FL: Siloam.

3. Levin, T. (2003). *Liquid land: A journey through the Florida Everglades* (p. 206). Athens: University of Georgia Press.

4. Schulte, E. M., Avena, N. M., & Gearhardt, A. N. (2015). Which Foods May Be Addictive? The Roles of Processing, Fat Content, and Glycemic Load. *Plos One*, 10(2). doi:10.1371/journal.pone.0117959

5. Mohanty, D., Mohapatra, S., Misra, S., & Sahu, P. (2016). Milk derived bioactive peptides and their impact on human health – A review. *Saudi Journal of Biological Sciences*, 23(5), 577-583. doi:10.1016/j.sjbs.2015.06.005

CAPÍTULO 5

Adicción y obesidad

La adicción a los alimentos ha llegado a un nivel tan extremo en Estados Unidos y otros países que el tipo de obesidad que está aumentando más rápidamente en esta sociedad no es la obesidad "moderada" sino la obesidad **mórbida**[1] (también llamada obesidad grave o clase III). Esta obesidad se define como un índice de masa corporal (IMC) de más de 40 o más de 100 libras (45 kg) por encima del peso normal (para calcular tu índice de masa corporal sólo busca en internet una calculadora de IMC; hoy en día hay muchas). Obviamente este aumento de obesidad ha traído serias consecuencias para la salud de la población, ya que la obesidad mórbida es mucho más peligrosa y tiene muchas más consecuencias negativas que la obesidad moderada.

Aunque a través de la historia se han conocido casos aislados de obesidad mórbida (como por ejemplo el rey Enrique VIII, quien se piensa pesaba más de 400 libras o 181 kg), hoy en día esta condición no se ve sólo en reyes y aristócratas como antes, sino que existe en la población general. De hecho, en Estados Unidos en el año 2010 se estimó que 15,5 millones de adultos, o 6.6% de la población, padecía de obesidad mórbida.[2]

Hace un tiempo atrás estaba dando un seminario de salud en una ciudad de Arizona y una de las señoras que conocí en esa ciudad me mencionó un programa de televisión que yo nunca había oído mencionar ni tampoco había visto hasta entonces. El programa se llamaba "My 600 lb Life" o, traducido al español, "Mi vida de 600 libras (272 kg.)". Ella me mencionó algunas de las historias en el programa y esto despertó mi curiosidad así que busqué el programa en el internet para verlo por mí misma. La verdad es que después de ver dos o tres episodios no lo podía creer. Me parecía inconcebible que hubiera tantas personas con ese nivel de obesidad extrema, de hecho, ¡suficientes personas como para hacer un programa de televisión dedicado a ellos! Después me enteré que existen *varios programas* de televisión dedicados a personas con obesidad extrema. Durante mi niñez yo no recuerdo haber visto jamás a una persona que pesara 600 libras o más, y ahora este tipo de obesidad es lo suficientemente común como para hacer programas de televisión acerca de sus vidas y sus luchas.

¿Qué es lo que ha cambiado en las últimas décadas? Lo que ha cambiado es la disponibilidad de los alimentos ultra-procesados y las cantidades en las que son consumidos hoy en día. El Dr. David Kessler, autor del libro *The End of Overeating* (que se podría traducir como "El fin de comer en exceso") indica que el consumo de alimentos "hiper-apetitosos" es mucho más común hoy en día de lo que era sólo unas décadas atrás. El consumo de aceites y grasas ha aumentado en un 63% en los últimos 33 años, el consumo de azúcar ha aumentado en un

19%, y el consumo de granos refinados en un 43%[3]. ¡Con razón tenemos más sobrepeso que nunca antes en la historia!

Hambre verdadera y desintoxicación

De acuerdo con el Dr. Joel Fuhrman, autor varios libros de salud, entre ellos *The End of Diabetes* (*El fin de la diabetes*), consumir una dieta muy baja en micronutrientes (es decir, una dieta alta en alimentos procesados y alimentos animales que son deficientes en fitoquímicos y antioxidantes), lleva a desarrollar un estado de estrés oxidativo.[4] Esto significa que existe un alto nivel de inflamación en las células debido a la actividad excesiva de los radicales libres (moléculas dañinas) que se encuentran en estos alimentos, acompañado por una acumulación de productos de desecho metabólico y otras toxinas.

En otras palabras, cuando consumimos una dieta baja en micronutrientes y fitoquímicos (es decir, comida chatarra), comenzamos a acumular productos de desecho metabólico en nuestras células. Lo peor de todo es que nuestros cuerpos se pueden aclimatar a los altos niveles de sustancias tóxicas en nuestras células y podemos sentir síntomas negativos cuando los dejamos de consumir y nos comenzamos a desintoxicar. Esta es otra de las razones por las cuales los alimentos procesados, altos en azúcar, sal y grasas, o los alimentos de origen animal, pueden ser adictivos. Dejar de consumir estos alimentos podría ser como dejar de consumir cafeína, o dejar las drogas. Inmediatamente podemos comenzar a sentir "síntomas de abstinencia", incluyendo dolores de cabezas, irritabilidad, nausea, falta de concentración, fatiga o incluso mareos.

Es increíble notar que el Dr. Fuhrman descubrió que después de unos meses de consumir una dieta alta en micronutrientes, es decir vitaminas, minerales, antioxidantes y fitoquímicos (en otras palabras, una dieta alta en *alimentos no procesados de origen vegetal*) las personas comienzan a experimentar el hambre de manera muy diferente.[5] En vez de sentir que el estómago les "gruñe" o les "ruge", más bien lo que sienten es una sensación en la garganta, pero sin los síntomas incómodos más típicamente asociados con el hambre, como dolores de cabeza y mareos.

El Dr. Furhman y sus colaboradores concluyeron que mientras el cuerpo no está recibiendo suficientes micronutrientes, está en un estado tóxico. Cuando el cuerpo deja de digerir alimentos y entra en un estado de ayuno, inmediatamente se comienza a desintoxicar, y por eso es que sienten los síntomas negativos recién mencionados. Cuando el cuerpo está nutrido apropiadamente, es decir, cuando las personas consumen una dieta alta en alimentos concentrados en micronutrientes, la sensación de hambre no es extremadamente incómoda y se puede tolerar más fácilmente.

Esta es otra razón por la cual una persona que está acostumbrada a comer alimentos "tóxicos" (bajos en micronutrientes) puede llegar a tener una adicción, ya que si los deja de consumir inmediatamente siente el "hambre tóxica" que lo lleva a buscar otra "dosis" de estos alimentos sólo para dejar de sentir los síntomas negativos de la desintoxicación, y volver a sentirse "normal".

Sin duda esta es aún otra motivación para basar nuestra dieta en alimentos altamente nutritivos, los cuales son más adecuados para nuestra fisiología, e incluso protegen nuestra salud. Como dije anteriormente, lo ideal es basar nuestra dieta mayormente en alimentos **no procesados** de origen **vegetal**, como frutas, verduras, legumbres o leguminosas (frijoles, lentejas, garbanzos, etc.), granos integrales (como quínoa, avena o trigo integral), y pequeñas cantidades de grasas naturales como semillas, nueces, almendras y aguacate (palta). Estos alimentos proveen todos los micronutrientes necesarios para la salud, así como también suficiente fibra, carbohidratos saludables, proteínas y grasas beneficiosas para nuestro cuerpo.

Ansiedad para comer

La combinación de alimentos tóxicos (ultra-procesados o de origen animal), la falta de nutrientes esenciales y el sobrepeso lleva a muchas personas a tratar de bajar de peso utilizando el método de "control de las porciones", lo que simplemente significa comer menos, pero de los mismos alimentos tóxicos y bajos en nutrientes. Comer menos cantidades de los mismos alimentos nos deja en un estado de todavía más escasez de nutrientes a nivel celular, y puede incluso llevar a la compulsión o ansias incontrolables por comer.

De hecho, muchas personas me han escrito correos electrónicos o me han dejado comentarios en mi blog o página de Facebook expresando precisamente que tienen ansias incontrolables para comer y no saben qué hacer. La solución es simple, aunque las razones detrás de esta solución puedan ser biológicamente complejas: simplemente necesitamos consumir *una dieta más alta en micronutrientes con alimentos que provean suficiente volumen sin agregar un exceso de calorías.* Esto resulta en un ambiente celular menos tóxico y más nutritivamente adecuado. Consumir alimentos naturalmente altos en nutrientes esenciales, que contienen mucha fibra y son bajos en calorías, tales como frutas, vegetales y los otros alimentos ya mencionados, en cantidades adecuadas y suficientes, nos lleva a sentirnos más físicamente satisfechos, y a perder las ansias adictivas para comer. En otras palabras, nos lleva a un deseo natural de consumir menos calorías vacías, ya que nuestras reservas de nutrientes estarán más repletas, nuestro estómago estará satisfecho y nuestro cuerpo tendrá menos acumulación de toxinas.

La otra ventaja de una dieta que consiste mayormente de alimentos no procesados de origen vegetal es que no nos tenemos que preocupar demasiado por los tamaños de las porciones. En vez de poner énfasis en *limitar* la cantidad de comida, más bien el énfasis es en comer *suficientes* alimentos saludables. En vez de producir una sensación de privación, más bien nos da una sensación de abundancia. En vez de restringir las porciones y quedar con el estómago medio vacío, la idea es llenar el estómago con mucha fibra y alimentos de baja densidad calórica. Por lo tanto, una técnica que nos puede ayudar a vencer la ansiedad de los alimentos es asegurarnos que estemos comiendo suficientes cantidades de los siguientes alimentos cada día:

- Vegetales de hoja verde - cantidad recomendada: 2 a 3 tazas al día.
- Otros vegetales - 1 a 2 tazas al día.
- Frutas frescas - 2 a 3 tazas al día.
- Legumbres o leguminosas (frijoles, lentejas, garbanzos, etc.) – ½ a 1 ½ taza al día.

- Granos integrales y almidones no refinados (como avena, papas, camote, trigo integral, quínoa, amaranto, maíz) - 4 a 6 porciones al día.
- Oleaginosas (nueces, semillas, almendras) – ¼ taza al día.
- Agua - 6 a 8 vasos como mínimo.
- Vitamina B_{12} (si no consumes ningún producto de origen animal o si tienes problemas en absorberla) – suplemento de 5 mcg al día.

Después de asegurarse de haber consumido todos estos alimentos cada día, a muchos ya nos les va a quedar hambre suficiente (¡como tampoco energía ni tiempo!) para comer comida chatarra.

Definitivamente necesitamos cambiar nuestra mentalidad para darnos cuenta la importancia de consumir *suficientes* alimentos nutritivos en vez de concentrarnos en lo que *no debemos* comer. Este cambio de mentalidad nos puede ayudar a evitar la ansiedad y sentirnos más satisfechos con la abundancia de alimentos a nuestra disposición.

Otro factor que tenemos que considerar con respecto a la ansiedad para comer es la falta de sueño, ya se ha demostrado que esto puede llevar a un aumento en la ansiedad para comer, particularmente comida chatarra[6]. De hecho, la falta de sueño ha sido relacionada con el aumento de la obesidad, el desbalance en las hormonas que controlan el apetito[7], y también con un aumento del consumo de sustancias adictivas[8]. También se sabe que la falta de sueño altera el funcionamiento del lóbulo frontal del cerebro[9], que es la sección del cerebro que controla las funciones ejecutivas y afecta el dominio propio y la impulsividad. Por lo tanto, es sumamente importante que te asegures de **dormir por lo menos 7 a 8 horas por noche** si deseas evitar la ansiedad para comer, y para alcanzar un mejor dominio propio en todo sentido.

El efecto fisiológico de "hacer dieta"

Lamentablemente, con el aumento de sobrepeso y obesidad tan alarmante que ha ocurrido en las últimas décadas, la industria de las "dietas" para adelgazar se ha beneficiado enormemente con el gran interés que se ha generado por obtener soluciones para el sobrepeso. Los libros, videos y páginas de internet que promueven dietas especiales, jugos, limpiezas de colon y muchas otras tácticas similares atraen a un público desesperado por información que pueda darles esperanza para bajar de peso. Lamentablemente, lo que encuentran en la gran mayoría de los casos son curas "mágicas" que no tienen validez científica.

Las "dietas" para bajar de peso han sido especialmente populares ya por varias décadas. Casi todas las dietas están basadas en reducir la cantidad de calorías consumidas o eliminar ciertos alimentos temporalmente. En muchos casos, las calorías son reducidas de manera drástica (menos de 1.200 calorías por día). Esta reducción puede producir una pérdida de peso rápida, pero raramente es una pérdida permanente.

Reducir las calorías, o incluso simplemente saltarse comidas, puede tener efectos marcados tanto física como sicológicamente. Al reducir las calorías a menos de lo que es necesario para vivir, el sistema de nuestro cuerpo tiende a activar mecanismos de "sobrevivencia" (como por ejemplo, una reducción del metabolismo) que nos dan mejores oportunidades de sobrevivir en casos de verdadera hambruna o escasez de alimentos. También se activan en el cerebro hormonas que producen deseos intensos de buscar alimentos y compensar por la falta de calorías. En otras palabras, después de muchos días o semanas de hacer dieta, nuestro cuerpo naturalmente quiere comer, y comer *mucho.*

Para una persona adicta a los alimentos, esto representa un peligro muy grande, ya que puede llevar directamente a los *atracones*, es decir, a ingestas descontroladas de alimentos. Se piensa incluso que hacer dieta o saltarse comidas podrían ser *la causa* de los trastornos alimenticios, como el trastorno por atracón o la bulimia nerviosa, en algunas personas. Ambos trastornos se han asociado con síntomas de adicción. Esto se puede deber a que estas técnicas para bajar de peso producen una mentalidad de *escasez* y de *privación* o carencia, lo cual está precisamente en contra de nuestro instinto innato de sobrevivencia.

Por esta razón yo no recomiendo hacer dietas restringidas para adelgazar que estén basadas en limitar el tamaño de las porciones o de saltarse comidas. Seguir las recomendaciones de alimentación delineadas en la sección anterior (especialmente combinadas con un programa de ejercicio) puede ayudar a una persona a bajar de peso *sin necesidad* de limitar el tamaño de las porciones consumidas, y sin necesidad de consumir una cantidad muy baja de calorías.

Más bien lo que yo recomiendo para personas con adicción a la comida es **planear** muy cuidadosamente **todas** sus comidas, para que la persona sienta que tiene control de lo que come, y nunca se encuentre a última hora sin saber qué comer. En los momentos de más hambre y de más debilidad tendemos a hacer las peores decisiones y a comer la comida más dañina.

Te recomiendo que hagas un menú de comidas saludables para la semana, que prepares tus comidas con anticipación, y que te asegures de no saltarte ninguna comida por falta de planeación.

Para algunas personas adictas a la comida hacer un ayuno temporal podría ayudar a romper la adicción y restaurar el gusto por alimentos naturales no procesados. Un ayuno corto de jugos naturales o de alimentos crudos podría ser beneficioso para este fin. También un ayuno de agua podría ser extremadamente beneficioso, aunque se recomienda que este tipo de ayuno sólo se haga bajo la supervisión de un médico. Aunque los beneficios del ayuno son incontables y científicamente comprobados, debemos tener cuidado cuando usamos el ayuno *como método para bajar de peso*, ya que se podría producir el mismo efecto que al hacer una dieta baja en calorías. Es decir, en algunas personas la restricción misma de calorías podría producir ansiedad para comer.

Como dije, no se puede negar que el ayuno provee muchísimos efectos beneficiosos para la salud. Sin embargo, algunas personas adictas a los alimentos deben ser *muy cuidadosos* cuando hagan ayunos, ya que sus cerebros *no trabajan igual que una persona normal sin adicción*, y ayunar por períodos muy largos o hacerlo muy seguido podría gatillar atracones de comida. Por lo tanto, si haces algún ayuno, debes planear *muy bien* tus comidas al terminar el ayuno para no caer víctima de la ansiedad para comer.

Aparte de las dietas bajas en calorías, otro tipo de dieta que produce un efecto similar, aun cuando se consumen suficientes calorías, son las dietas bajas en carbohidratos. Estas dietas generalmente restringen alimentos altos en almidones, como el pan, las papas, las pastas o fideos, etc., y también alimentos altos en azúcar. En las versiones más extremas, incluso el consumo de fruta es restringido. Debido a que los carbohidratos son el combustible principal preferido por el cuerpo, esta restricción lleva naturalmente a sentir ansiedad por consumir carbohidratos, lo cual puede llevar a una persona a una desesperación por consumir alimentos altos en almidón y azúcar, y mientras más concentrados (es decir, refinados), mejor. Incluso se ha mostrado que seguir una dieta baja en carbohidratos a largo plazo puede llevar a trastornos en el estado de ánimo, ira, hostilidad y depresión[10]. Esta es una de las muchas razones por las cuales no recomiendo las dietas bajas en carbohidratos para bajar de peso.

Puntos para recordar

- ✓ El tipo de obesidad que está aumentando más rápidamente en Estados Unidos y otros países es la obesidad mórbida, que es la más grave y peligrosa.
- ✓ El consumo de aceites y grasas, azúcar y harinas refinadas ha aumentado significativamente en las últimas tres décadas, como también el consumo de alimentos "hiper-apetitosos".
- ✓ Debido a su deficiencia de fitoquímicos y antioxidantes, los alimentos procesados (altos en azúcar, sal y grasas) y los alimentos de origen animal producen un ambiente molecular tóxico en el cuerpo.
- ✓ El cuerpo se aclimata a este ambiente tóxico y por eso es difícil cambiar nuestra alimentación.

- ✓ El Dr. Joel Fuhrman ha encontrado que cuando nuestro cuerpo está nutrido apropiadamente, sentimos el hambre de manera diferente, sin los típicos malestares.

- ✓ Bajar de peso controlando las porciones puede llevar a la compulsión o ansias incontrolables por comer.

- ✓ Consumir alimentos naturalmente altos en nutrientes esenciales y fibra nos lleva a sentirnos más físicamente satisfechos, y a perder las ansias adictivas para comer.

- ✓ Otra ventaja de una dieta nutricionalmente adecuada es que no nos tenemos que preocupar demasiado por los tamaños de las porciones.

- ✓ Asegúrate de dormir por lo menos 7 a 8 horas por noche para evitar un aumento en la ansiedad para comer.

- ✓ No hagas dietas restringidas para bajar de peso ni te saltes comidas si notas que esto te puede llevar a comer aún más después (atracones de comida).

- ✓ Haz un menú de comidas saludables para la semana, prepara tus comidas con anticipación, y asegúrate de no saltarte ninguna comida por falta de planeación.

- ✓ Las personas que tienen adicción a la comida deben ser muy cuidadosos si deciden hacer algún tipo de ayuno, ya que hacerlos muy seguido o por muchos días podría gatillar atracones de comida.

- ✓ Evita las dietas bajas en carbohidratos para bajar de peso.

Referencias

1. Sturm, R. (2007). Increases in morbid obesity in the USA: 2000–2005. *Public Health, 121*(7), 492-496. doi:10.1016/j.puhe.2007.01.006.

2. Sturm, R., & Hattori, A. (2012). Morbid obesity rates continue to rise rapidly in the United States. *Int J Obes Relat Metab Disord International Journal of Obesity, 37*(6), 889-891. doi:10.1038/ijo.2012.159

3. Kessler, D. (2009). Sugar, Fat and Salt Make Us Eat More Sugar, Fat and Salt. In *The End of Overeating* (pp. 83-84). Emmaus, PA: Rodale.

4. Fuhrman, J. (2013). *The End of Diabetes* (p. 56-59). New York: HarperCollins.

5. Fuhrman, J., Sarter, B., Glaser, D., & Acocella, S. (2010). Changing perceptions of hunger on a high nutrient density diet. *Nutrition Journal Nutr J, 9*(1), 51. doi:10.1186/1475-2891-9-51

6. Hanlon, E. C., Tasali, E., Leproult, R., Stuhr, K. L., Doncheck, E., Wit, H. D., . . . Cauter, E. V. (2016). Sleep Restriction Enhances the Daily Rhythm of Circulating Levels of Endocannabinoid 2-Arachidonoylglycerol. *Sleep*, 39(03), 653-664. doi:10.5665/sleep.5546

7. Beccuti, G., & Pannain, S. (2011). Sleep and obesity. *Curr Opin Clin Nutr Metab Care.*, 14(4), 402-412.

8. Mednick SC, Christakis NA, Fowler JH (2010) The Spread of Sleep Loss Influences Drug Use in Adolescent Social Networks. *PLoS ONE* 5(3): e9775. doi:10.1371/journal.pone.0009775

9. Durmer, J. S., & Dinges, D. F. (2005). Neurocognitive Consequences of Sleep Deprivation. *Seminars in Neurology*, 25(01), 117-129. doi:10.1055/s-2005-867080

10. Brinkworth GD, Buckley JD, Noakes M, Clifton PM, Wilson CJ. Long-term Effects of a Very Low-Carbohydrate Diet and a Low-Fat Diet on Mood and Cognitive Function. (2009) *Arch Intern Med*; 169(20):1873-1880.

CAPÍTULO 6

La adicción y la espiritualidad

La organización internacional Alcohólicos Anónimos se ha destacado en las últimas décadas por su famoso programa para ayudar a personas adictas al alcohol a vencer la adicción. El programa consta principalmente de 12 pasos fundamentales, que ahora también son usados por otras organizaciones que ayudan a personas adictas, tales como Narcóticos Anónimos, Comedores Compulsivos Anónimos, y otros grupos similares.

Los doce pasos usados por Alcohólicos Anónimos son los siguientes:

1. Admitimos que éramos impotentes ante el alcohol, que nuestras vidas se habían vuelto ingobernables.

2. Llegamos a creer que un Poder superior a nosotros mismos podría devolvernos el sano juicio.

3. Decidimos poner nuestras voluntades y nuestras vidas al cuidado de Dios, como nosotros lo concebimos.

4. Sin miedo hicimos un minucioso inventario moral de nosotros mismos.

5. Admitimos ante Dios, ante nosotros mismos, y ante otro ser humano, la naturaleza exacta de nuestros defectos.

6. Estuvimos enteramente dispuestos a dejar que Dios nos liberase de nuestros defectos.

7. Humildemente le pedimos que nos liberase de nuestros defectos.

8. Hicimos una lista de todas aquellas personas a quienes habíamos ofendido y estuvimos dispuestos a reparar el daño que les causamos.

9. Reparamos directamente a cuantos nos fue posible el daño causado, excepto cuando el hacerlo implicaba perjuicio para ellos o para otros.

10. Continuamos haciendo nuestro inventario personal y cuando nos equivocábamos lo admitíamos inmediatamente.

11. Buscamos a través de la oración y la meditación mejorar nuestro contacto consciente con Dios, como nosotros lo concebimos, pidiéndole solamente que nos dejase conocer su voluntad para con nosotros y nos diese la fortaleza para cumplirla.

12. Habiendo obtenido un despertar espiritual como resultado de estos pasos, tratamos de llevar el mensaje a los alcohólicos y de practicar estos principios en todos nuestros asuntos.[1]

Habrás notado que los doce pasos hacen muchas referencias a Dios o un Poder Superior. A pesar de que muchos critican el programa de 12 pasos por depender demasiado de este aspecto religioso o espiritual, el cual muchos encuentran ofensivo, otros defienden el programa y opinan que el éxito del programa se debe precisamente a este elemento, el cual ayuda a las personas a dejar de confiar en su propia capacidad para vencer la adicción, y confiar en la ayuda de un "Poder Superior" para hacer los cambios necesarios en sus vidas.

Ya sea que tú seas una persona con creencias espirituales o no, creo que todos podemos concordar que las adicciones en muchos casos son más fuertes que nuestra fuerza humana para resistir la tentación a satisfacer nuestros deseos. En la mayoría de los casos, confiar en nuestra propia fuerza de voluntad no funciona, por lo cual necesitamos ayuda y apoyo de alguien más.

El simple hecho de que estés leyendo este libro ya es un paso hacia adelante, ya que la información y consejos que has encontrado aquí te podrían dar orientación y motivación para vencer la adicción a los alimentos. Si sigues los consejos presentados en los capítulos 1 al 3 acerca de cómo librarte de la dependencia emocional a los alimentos, y en los capítulos 4 y 5 acerca de cómo eliminar la dependencia física a la comida no saludable, estás tomando pasos importantes para ayudarte a ti mismo(a).

Pero algunos de nosotros necesitamos una ayuda adicional, la cual muchas veces podemos encontrar de un grupo de ayuda psicosocial, como Alcohólicos Anónimo o simplemente recurriendo a ese Poder Superior por nosotros mismos. Si tienes inclinaciones espirituales, te insto a que busques ese poder y ayuda que está más allá de ti. Yo puedo atestiguar personalmente de que sí funciona si lo haces con fe. Una oración simple podría ser: "*Señor Dios (o simplemente Padre), por favor ayúdame a encontrar la solución a mi problema de adicción a la comida. Yo no tengo fuerzas suficientes para vencer esta adicción. Dame la fuerza que necesito y la sabiduría para aplicar los principios en este libro, y a buscar ayuda adicional si es necesario. Amén."*

Puntos para recordar

✓ Los doce pasos de Alcohólicos Anónimos también son usados por otras organizaciones que ayudan a personas con adicciones, tales como Narcóticos Anónimos, Comedores Compulsivos Anónimos, y otros grupos similares.

✓ Una gran parte de la filosofía utilizada por los doce pasos está basada en una creencia en un "Poder Superior".

✓ En la mayoría de los casos, confiar en nuestra propia fuerza de voluntad no funciona, por lo cual necesitamos ayuda y apoyo de alguien más para vencer las adicciones.

✓ Si tienes inclinaciones espirituales, no dudes en buscar ese poder y ayuda que está más allá de ti.

Referencias

1. *Doce pasos y doce tradiciones.* (1995). New York, NY: Alcoholics Anonymous World Services.

CAPÍTULO 7

Plan y estrategias para superar la adicción a la comida

El tema de la adicción a la comida es indudablemente muy complejo, y en este libro sólo hemos podido abarcarlo de manera breve y simplificada. Sin embargo, pienso que los pasos que han sido enumerados en los capítulos anteriores te pueden dar una idea del tipo de esfuerzo y compromiso que una persona necesita hacer para mejorar su salud y vencer esta dañina adicción, como también pasos específicos y prácticos que puedes tomar para solucionar este problema.

A pesar de que hasta hace poco la adicción a la comida no era considerada como una "verdadera" adicción, al mismo nivel que otras adicciones serias como el alcoholismo y la drogadicción, hoy sabemos que los alimentos ultra procesados pueden ser tan adictivos como las drogas. De hecho, considerando las consecuencias a largo plazo de la alimentación moderna, esta adicción puede ser tanto o más peligrosa que otras adicciones.

Consideremos las siguientes cifras: En Estados Unidos murieron 47.000 personas en el año 2014 por causa de sobredosis de drogas.[1] A pesar de lo trágica que es esta cifra, la triste realidad es que no se alcanza a comparar con los más de 600.000 norteamericanos que mueren cada año sólo de enfermedades al corazón.[2] Si consideramos que las enfermedades al corazón no sólo son prevenibles, sino también reversibles con una dieta adecuada[3], vemos que la adicción a los alimentos ultra-procesados y altos en grasa, azúcar y sal, que pueden llevar a la acumulación de placa arterial como también a un aumento de riesgo de cáncer, diabetes, accidentes cerebrovasculares, etc., podría ser la causa subyacente en la mayoría de las muertes cada año a nivel mundial.

Cambiar nuestra dieta no es fácil, pero si comenzamos a tomar conciencia de las graves consecuencias de no cuidar nuestra alimentación y del hecho que necesitamos una ayuda que va más allá de la simple fuerza de voluntad, vamos a tener una mejor oportunidad de tomar riendas en el asunto.

Resumen de estrategias para vencer la adicción emocional y sicológica a los alimentos

Si estamos utilizando ciertos alimentos para sentirnos mejor en vez de para nutrir nuestros cuerpos, esto puede indicar una adicción sicológica a la comida. Los siguientes pasos (enumerados en los capítulos uno al tres) pueden ser de ayuda:

✓ **Busca estrategias alternativas** para sentirte bien sin necesidad de recurrir a alimentos adictivos.

✓ Ejemplos de **actividades saludables que no incluyen comer**: salir a caminar, leer un buen libro, hablar por teléfono con un ser querido, escuchar música relajante, recibir un masaje o pasar tiempo con un ser querido.

✓ Evita la mentalidad "**todo o nada**".

✓ Si comes algún alimento "prohibido", **tómate tiempo para comerlo lentamente y saborearlo bien**.

✓ Mientras **más consumes alimentos adictivos, más los vas a querer comer**.

✓ Evita consumir **comida chatarra** y evita tenerla en casa.

✓ Evita "**los 20 alimentos más adictivos**".

✓ La única excepción en la lista de "los 20 alimentos más adictivos" son los frutos secos oleaginosos.

✓ Concéntrate en *agregar* a tu dieta los alimentos saludables, en vez de concentrarte en lo que "no puedes" comer.

✓ Recuerda que un niño que está aprendiendo a caminar **no se da por vencido** cada vez que se cae, sino que se levanta y vuelve a intentar.

✓ En casos **depresión** o **ansiedad**, consume una dieta saludable ya que esto ayuda a la salud mental. También sigue los consejos del Dr. Neil Nedley: hacer ejercicio diario, respirar profundamente, exponerse a la luz solar diariamente, consumir ácidos grasos omega-3, y recibir apoyo. En casos serios, busca ayuda profesional.

✓ Mantén una **actitud positiva** y deja fuera de tu mente los pensamientos negativos.

✓ Recuerda las **estrategias** que en el pasado te ayudaron a resolver problemas. Aprovecha todas tus características positivas y talentos.

Resumen de estrategias para comer saludablemente y vencer la adicción física a los alimentos

Para superar una adicción física a los alimentos, necesitamos incluir estrategias que estén dirigidas a lidiar con los efectos fisiológicos de ciertos alimentos en nuestro cuerpo. Los siguientes pasos, que presentamos en los capítulos cuatro y cinco, están diseñados específicamente con ese fin:

✓ Los alimentos **procesados** y los alimentos de **origen animal** producen un ambiente molecular tóxico en el cuerpo. El cuerpo se aclimata a esta situación, lo cual puede producir **adicción**.

✓ Por eso, **reduce o elimina** el uso de alimentos procesados adictivos, como también el consumo excesivo de alimentos de origen animal.

✓ Bajar de peso **controlando las porciones** puede llevar a la **compulsión** o **ansias** incontrolables por comer. En vez de *reducir* porciones, *aumenta* los alimentos que son beneficiosos.

✓ Consume alimentos naturalmente altos en **nutrientes esenciales** y **fibra**, lo cual te llevará a sentir más **satisfacción** física después de comer, y a **perder las ansias adictivas** por los alimentos. Estos alimentos también tienen más **volumen** y menos **densidad calórica**.

✓ Asegúrate de **dormir** por lo menos 7 **a 8 horas** por noche para evitar un aumento en la ansiedad para comer.

✓ No hagas **dietas restringidas** para bajar de peso ni te saltes comidas si notas que esto te puede llevar a los atracones de comida.

✓ **Evita** las **dietas bajas en carbohidratos** para bajar de peso.

✓ Haz **un menú** de comidas saludables para la semana, prepara tus comidas con **anticipación**, y asegúrate de **no saltarte** ninguna comida por falta de planeación.

✓ Ten cuidado si decides hacer algún tipo de **ayuno**, ya que hacerlos muy seguido o por muchos días podría gatillar **atracones de comida**.

Ejemplo de menú para vencer la adicción a la comida

Día #1

Desayuno

Cereal integral cocido (por ejemplo, avena o quínoa)

½ taza de leche vegetal (leche de soya, almendra, coco, etc.)

1 taza de fruta picada

¼ taza de nueces

Almuerzo

½ taza de arroz integral cocido

½ a 1 taza de frijoles (porotos, habichuelas) pintos

1 a 2 tortillas de maíz

1 taza de brócoli al vapor

1 taza de arándanos azules ("blueberries")

Cena

1 papa pequeña cocida o al horno

½ taza de tofú preparado con salsa de soya

1 ½ taza de ensalada verde con limón y sal

1 rebanada de pan integral (opcional)

Día #2

Desayuno

1 o 2 waffles de avena* con miel

¼ taza de moras o fresas

¼ taza de almendras rebanadas

1 manzana mediana

Almuerzo

2 tazas de sopa de fideos integrales con vegetales

1-2 rebanadas de pan integral o tortillas de maíz

1 taza de fruta picada con 1 cucharada de linaza molida

Cena

1 a 2 tortillas de harina de trigo integral

½ a 1 taza fajitas de tofu*

1 taza de pepino rebanado con limón y sal

El asterisco (*) indica que esta receta está disponible en el menú de 10 días y recetas gratis que se encuentran en mi página internet www.saludparahoy.com, donde también encontrarás un libro de recetas disponible con más de 190 recetas saludables y nutritivas (el que puede ser comprado con o sin un menú de ejemplo). También visita mi canal de YouTube (saludparahoy) para videos gratis de recetas y otra información valiosa acerca de cómo cambiar tu alimentación.

Si necesitas consumir un "snack" (tentempié, refrigerio o botana) entre comidas, te recomiendo consumir fruta combinada con oleaginosas, vegetales crudos con algún aderezo o salsa saludable (como los que se encuentran en las recetas mencionadas anteriormente), o algún otro refrigerio saludable. Trata de *no saltarte las comidas* si eres de las personas que sufre de ansias para comer o atracones de comida.

Como habrás notado, el menú que recomiendo es 100% vegetariano, ya que después de años de experiencia en el campo de la nutrición he encontrado que este tipo de alimentación no sólo es la mejor para vencer las adicciones a la comida, sino también para prevenir muchas otras enfermedades comunes.

Si deseas incorporar alimentos de origen animal a tu alimentación, te recomendaría que sean lo más bajos en grasas posibles, en porciones pequeñas, orgánicos si es posible, y que no representen más de un 10% del total de tus calorías. Cuando la dieta consiste en más de un 10% de alimentos de origen animal, el riesgo de cáncer, enfermedades cardíacas, alta presión, diabetes, enfermedades inflamatorias y enfermedades autoinmunes aumenta dramáticamente y por lo tanto no lo puedo recomendar.

Espero que las estrategias enumeradas en este libro, especialmente seguir una dieta adecuada (que consista mayormente en alimentos no procesados de origen vegetal), te puedan dar la libertad que buscas y te puedan llevar a la salud óptima que tu cuerpo necesita para vivir una vida larga y feliz.

No te olvides de incorporar estrategias espirituales si es posible, ya que eso te dará aún más posibilidades de encontrar libertad de esta debilitante y desgastadora adicción.

Referencias

1. Rudd, R. A., Aleshire, N., Zibbell, J. E., & Gladden, R. M. (2016). *Increases in Drug and Opioid Overdose Deaths — United States, 2000–2014. MMWR. Morbidity and Mortality Weekly Report MMWR Morb. Mortal. Wkly. Rep., 64*(50-51), 1378-1382. doi:10.15585/mmwr.mm6450a3

2. Xu, J., Murphy, S. L., Kochanek, K. D., & Bastian, B. A. (2016, February 16). Deaths: Final Data for 2013. *National Vital Statistics Reports, 64*(2). Retrieved from http://www.cdc.gov/nchs/data/nvsr/nvsr64/nvsr64_02.pdf

3. Esselstyn, C. B. (2007). *Prevent and Reverse Heart Disease.* New York, NY: Penguin Group (USA).

ACERCA DE LA AUTORA

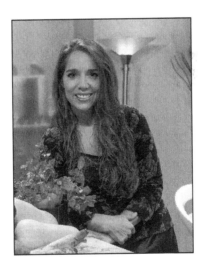

María José Hummel es nutricionista y educadora de salud con varias décadas de experiencia en el campo de prevención, nutrición y salud. Ella posee un máster en Nutrición Humana de la Universidad de Bridgeport, y un Máster en Salud Pública de la Universidad Estatal de San José. Recientemente María José se graduó del programa de nutrición basada en plantas del T. Colin Campbell Center for Nutrition Studies de la Universidad de Cornell.

María José trabajó por varios años como nutricionista en *Salud Para La Gente*, una clínica en la ciudad en Watsonville, California, atendiendo a personas con diabetes, sobrepeso, obesidad y otras enfermedades crónicas relacionadas con la dieta. María José también ha trabajado para la agencia WIC (agencia de servicios nutricionales para madres y niños) y la Coalición de la Lactancia Materna de California.

Ella ha aparecido en numerosas ocasiones en las cadenas de televisión 3ABN y 3ABN Latino, realizando programas de cocina como también programas de educación de salud. También ha aparecido como experta invitada en programas de televisión y radio en el área de la bahía de San Francisco en California.

María José ha escrito un libro de recetas vegetarianas, una guía para comer saludablemente, y ha conducido seminarios de nutrición como también clases de cocina en iglesias y comunidades por todo California y varios otros estados en Estados Unidos, como también en otros países de Latinoamérica.

Para más información, por favor diríjase a la página internet **www.saludparahoy.com**

Oyuki Navarro

Made in the USA
San Bernardino, CA
19 August 2017